WARZEN ENTFERNEN

WIE SIE WARZEN AUF NATÜRLICHE WEISE SCHMERZLOS BEHANDELN

Rüdiger Hössel

INHALT

Titelseite

Impressum

Vorwort

Was sind Warzen?   1

Mittel gegen Warzen   4

Warzen besprechen   7

Wirkungsweise der Besprechung   10

Meine Art der Besprechung   15

Zusammenfassung   19

Danksagung   22

Impressum © 2022 Rüdiger Hössel

Rüdiger Hössel
Erhardstraße 42
97688 Bad Kissingen
Deutschland

Internet: www.rh-web-service.de
eMail: info@rh-web-service.de

1. Auflage

ISBN: 9798352006573
Imprint: Independently published

Bibliografische Information
der Deutschen Nationalbibliothek
Die Deutsche Nationalbibliothek verzeichnet diese Publikation in der Deutschen Nationalbibliografie; detaillierte bibliografische Daten sind im Internet über http://dnb.dnb.de abrufbar.

VORWORT

◆ ◆ ◆

Warzen sind lästig und hartnäckig. Ich kann das aus eigene Erfahrung sagen: Viele Jahre lang hatte ich es immer wieder mit diesen unschönen Hautwucherungen an den Händen oder Füßen zu tun.

Ich bin kein Arzt, Heilpraktiker oder Wissenschaftler. Das hier ist also keine medizinische Abhandlung. Ich möchte einfach nur darüber berichten wie ich mehrfach meine Warzen erfolgreich loswerden konnte. Und das ohne die Anwendung von Tinkturen mit Salizylsäure, schmerzhaften Vereisungen, Laser oder gar dem Skalpell des Hautarztes.

Wenn die Leser meine Art der Entfernung von Warzen erfolgreich anwenden, ist das Ziel dieses Büchleins erreicht.

Viel Erfolg!

Viel Erfolg!

WAS SIND WARZEN?

◆ ◆ ◆

Warzen sind gutartige Hauttumore, welche durch eine Form des Humanen Papillom-Virus (HPV) ausgelöst wird. Warzen können an vielen Körperstellen in den verschiedensten Arten auftreten: Dornwarzen an den Fußsohlen, Flachwarzen meistens im Gesicht und die ganz gewöhnlichen Warzen, auch Stachelwarzen genannt, die sich gerne an Händen und Füßen ausbreiten.

Durch winzige Verletzungen oder Risse dringen die Viren in die obersten Hautschichten ein. Dort regen sie das Zellwachstum an, denn sie benötigen ein dabei entstehendes Enzym, um sich zu vermehren.

Mehr als 90 verschiedene HPV-Typen sind heute in der Medizin bekannt und können ganz bestimmte Warzenarten hervorbringen. Mal dringen sie durch direkte Berührung einer Warze in die Epithelzellen der Haut ein. Mal ist es eine indirekte Ansteckung, die zum Beispiel beim Berühren einer Türklinke oder beim Barfußlaufen im Schwimmbad passiert. Gerade in nassen Räumen ist die Gefahr besonders groß. Denn aufgeweichte oder verletzte Haut ist äußerst anfällig für eindringende Warzenviren.

Leider gibt es keine Immunität gegen Warzen. So kann es bei vielen Menschen immer wieder zu Rückfällen kommen. Entweder weil die Warzenviren trotz erfolgreicher Behandlung in der Haut weiterexistierten und geduldig auf ihre Chance warten, oder man sich neu infiziert. Da ist der einmalige Besuch eines Schwimmbades oder einer öffentlichen Sauna vollkommen ausreichend.

Warzen können ein kosmetisches Problem darstellen und somit für Menschen, die betroffen sind, psychisch sehr belastend sein. Vor allem das Leid bei Kindern und Jugendlichen kann durch die unschön aussehenden Hautveränderungen groß sein.

Darüber könnte ich ein Buch schreiben, was ich ja auch mache. Ich hatte mich gefreut endlich warzenfrei zu sein, aber nach etwa einem halben Jahr kamen sie wieder. Da ich diese Krankheit kenne, wusste ich sofort: Aus diesen zunächst winzig kleinen Punkten oder Knötchen an den Fingern werden Warzen, das geht dann ganz schnell. Man ist zunächst vollkommen machtlos.

MITTEL GEGEN WARZEN

◆ ◆ ◆

So ziemlich jeder Mensch, der von Warzen heimgesucht wird, möchte diese schnellstens wieder entfernen. Also erkundigt man sich erstmal darüber was denn helfen könnte. In der Apotheke oder im Internet findet man zahllose Warzenentferner, Tinkturen, Lösungen, Salben, Pflaster, Stifte usw.

Auch ich hatte mit solchen Mitteln begonnen. Wenn man sich die Rezensionen im Internet zu den Mitteln anschaut, haben die Anwender in ihrer Bewertung meist unterschiedliche Erfahrungen gemacht. Bei einen wirken sie wunderbar, nach drei Wochen sind die Warzen verschwunden, bei anderen tut sich auch nach zweimonatiger

Anwendung rein gar nichts.

Jedes Mittel ist verschieden, jeder Mensch mit seinem Immunsystem und seine Warzen ist verschieden. Bei einem wirkt es, bei einem anderen nicht. Warum auch immer.

Ich gehöre leider der letzteren Gruppe an. Trotz genauer Befolgung der beiliegenden Anwendungsvorschriften waren die Tinkturen nahezu wirkungslos. Das war ärgerlich, auch weil diese Mittel aus Apotheke oder Drogerie nicht ganz billig sind. Außer Spesen nichts gewesen.

Ich erinnerte mich an meine Kindheit. Damals hatten wir Warzen mit dem gelben Saft der Schöllkraut-Pflanze eingestrichen, manchmal half es, manchmal nicht. Schaden kann es jedenfalls nicht, dachten wir. Dieses Gewächs ist, wie ich heute weiß, sehr giftig.

Ein todsicheres Rezept kannten Mark Twains Romanhelden Tom Sawyer und Huckleberry Finn, um eine Warze zu entfernen: Man schleiche mit einer toten Katze auf den Friedhof, an einem Tag, an dem ein schlechter Kerl begraben wird. Wenn um Mitternacht der Teufel kommt (manchmal sind's auch zwei oder drei), um den bösen Buben zu holen, wirft man ihnen die Katze hinterher und sagt: »Leiche geh zum Teufel, Katze zur Leiche, Warzen zur Katze und ich nach Haus«.

Das wollte ich nicht ausprobieren. Woher sollte ich auch auf die Schnelle eine tote Katze herbekommen?

WARZEN BESPRECHEN

◆ ◆ ◆

Auf der langen Liste von Möglichkeiten zur Warzenbekämpfung findet sich auch ein Punkt »Warzen besprechen«.

Das klingt irgendwie mystisch, geheimnisvoll, esoterisch oder so. Kann man mit seinen Warzen sprechen und sie davon überzeugen, doch bitte wieder zu verschwinden? Man muss halt fest dran glauben, dann wirkt es, vielleicht. Scharlatanerie?

Das ist doch alles Humbug dachte ich zunächst und hatte Tom Sawyer im Hinterkopf.

Doch auf dem zweiten Blick, wenn man sich etwas

mit dieser Materie beschäftigt, gestaltet sich die Sache etwas anders.

Das Besprechen von Warzen wird heutzutage tatsächlich nicht mehr nur von geheimnisvollen Wunderheilern in düsteren Hinterzimmern bei Vollmond gegen Mitternacht, sondern sogar an Universitätskliniken durchgeführt.

Wie reden hierbei von einer Erfolgsquote von bis zu 80%, alle Achtung!

Diese Behandlungsmethode hat einen großen Vorteil: Den Warzen wird nicht mit chemischen Mitteln, Säuren, Vereisungssprays oder dem Skalpell auf den Pelz gerückt. Zumal die Behandlung Schmerzen und meist auch mit Narben einhergeht, was man vor allem Kindern nicht zumuten mag.

Diese Methoden, auch wenn sie kurzfristig erfolgreich sein sollten, hinterlassen immer Nebenwirkungen auf unserer Haut. Diese leidet nachhaltig, auch wenn man das nicht immer mit bloßem Auge sieht.

Für das Besprechen von Warzen gibt es tatsächlich eine ganze Reihe von »Zaubersprüchen«. Hier einige Beispiele:

> *»Zeit sie kommt, Zeit sie geht, das Gute bleibt,*
> *das Böse geht!«*

»Warze alt, Warze kalt, Warze ab!«

»Was ich sehe, das vergehe, was ich streiche,
das erweiche, Warze, fall ab!«

Dass ganz bestimmte, jahrhundertelang überlieferte Zaubersprüche etwas bewirken können glaube ich eigentlich nicht. Ich weiß, es gibt vieles zwischen Himmel und Erde was wir noch nicht verstehen, aber Zaubersprüche zum Entfernen von Warzen? Doch wie kommt dann die nachgewiesene enorme Erfolgsquote zustande?

WIRKUNGSWEISE DER BESPRECHUNG

♦ ♦ ♦

Ich dachte darüber nach und versuchte meinen gesunden Menschenverstand wirken zu lassen. Warzen aller Art gehören nicht zum menschlichen Körper. Wir brauchen sie nicht zum Leben und sie erfüllen keinen sinnvollen Zweck. Anders als Bauchschmerzen. Die sind auch unangenehm, weisen aber unseren Körper darauf hin dass irgendetwas mit uns nicht stimmt.

Auslöser der Warzen sind Vieren, also unerwünschte Eindringlinge, auf die jeder gerne verzichten kann.
Nun verfügen wir Menschen über ein

ausgeklügeltes Immunsystem, welches uns vor solchen Störenfrieden schützen sollte.

Das tut es eigentlich auch, vorausgesetzt unser Körper ist gesund und es funktioniert einwandfrei.

Unser Immunsystem ist darauf ausgerichtet, den Verbund von vielen Hundert Milliarden Zellen, den wir als unseren Körper bezeichnen, gegen Eindringlinge zu beschützen.

In unserer heutigen Zeit ist das körpereigene Immunsystem aber oftmals überlastet. Umweltgifte, chronischer psychischer Stress, falsche Ernährung, Alkohol, Rauchen, Kaffee, Impfungen usw. setzen ihm arg zu.

Um nun seine Aufgaben bestmöglich erfüllen zu können, muss das Immunsystem Prioritäten setzen.

Welche Eindringlinge sind am gefährlichsten? Welche stellen eine Bedrohung für unser Leben dar, welche nicht?

Ich denke unser Körper kann das gut abschätzen. Millionen Jahre an Evolution haben ihm vieles gelehrt.

Jetzt kommen unsere Warzen ins Spiel. Die normalen Warzen von denen hier die Rede ist, sind für den Körper nicht lebensbedrohlich, nicht bösartig. Das Immunsystem weiß das und ordnet sie in der Prioritäten-Liste ziemlich weit hinten ein.

Der Körper wird sie registrieren und denkt in etwa: Ich habe euch erkannt, aber ihr seid nicht so wichtig, euch widme ich mich später, viel später. Jetzt habe ich Wichtigeres zu tun. Irgendwann seid ihr an der Reihe, bitte noch etwas Geduld.

Der Selbstheilungsprozess im Körper arbeitet, aber die Warzen werden erstmal in Ruhe gelassen und können sich entwickeln.

Schön und gut. Aber uns stören die Warzen mehr als unser Immunsystem. Wie also diesem auf die Sprünge helfen? Wie die Priorität der Warzenbekämpfung weiter nach oben setzen?

Mit Besprechen? Mit Zaubersprüchen? Wahrscheinlich am besten bei Vollmond gegen Mitternacht auf dem Friedhof?

Ich denke es geht hierbei darum, den Selbstheilungsprozess des Körpers anzukurbeln und ihn gezielt auf die Warzen zu richten.

Aber wie kann das gelingen?

Möglicherweise indem wir unseren Körper, unser Immunsystem, hartnäckig immer wieder an unser Problem mit den Warzen erinnern. Ihm solange »auf den Keks gehen«, bis er wie gewünscht reagiert und sich der Entfernung der Warzen widmet.

Das heißt, dass wir so oft wie möglich an unsere Warzen denken, uns mit ihnen beschäftigen und dem Immunsystem unsere Abneigung gegen diese bekunden.

Das Ziel ist es, den Körper immer wieder auf die Warzen hinzuweisen. Irgendwann, möglichst bald, wird er feststellen dass diese Warzen wohl doch ein größeres Problem darstellen.

Das scheint, meiner Meinung nach, der Hintergrund hinter dem »Besprechen« von Warzen zu sein.

Hierbei handelt es sich um eine Form von Autosuggestion (Selbstbeeinflussung). Das ist der Prozess, durch den eine Person ihr Unbewusstes, also ihr Unterbewusstsein, trainiert, an etwas fest zu glauben.

Suggestion und positive Erwartungen aktivieren in uns jene Bereiche des Gehirns, die unabhängig vom Bewusstsein funktionieren und über Botenstoffe das Immunsystem beeinflussen können. Die körpereigene Abwehr wird aktiviert um nun auch die Warzenviren zu bekämpfen.

Eine sehr wichtige Rolle spielt hierbei unsere innere

Einstellung. Wir müssen wirklich an die Heilkraft des Besprechens glauben.

Wir alle kennen den Placebo Effekt. Auch hier spielt der Glaube an den Erfolg eines Medikaments oder einer Anwendung eine entscheidende Rolle. Alleine das Vertrauen an den Erfolg einer Heilmethode bewirkt dass dieser wirklich eintritt.

Diese positive Einstellung wiederum stärkt das Immunsystem - und das ist für die Bekämpfung von Krankheitserregern zuständig, also auch der Viren, die Warzen verursachen.

Die Erfolge der Warzenbehandlung durch Besprechen lassen sich wissenschaftlich erklären. Suggestion und Placebo-Effekt stärken das Immunsystem und die körpereigene Abwehr behandelt die Warzen selbst.

Glaube kann ja, wie jeder weiß, Berge und im konkreten Fall tatsächlich auch unsere Warzen versetzen.

Das hört sich alles erstmal ganz logisch und nachvollziehbar an. Wie und warum es genau funktioniert weiß ich nicht. Darüber sollen sich Wissenschaftler den Kopf zerbrechen. Die werden dafür bezahlt.

MEINE ART DER BESPRECHUNG

◆ ◆ ◆

Wie nun bin diese Sache angegangen? Ich schrieb, man solle so oft wie möglich an die Warzen denken. Warzen sind ja nichts besonders Angenehmes, daran soll ich nun den ganzen Tag denken? Na, ich weiß nicht. Da denke ich doch lieber an einen langen Urlaub auf einer Insel in der Südsee. Sie sicher auch, oder?

Auch hat jeder Mensch noch andere Sorgen und Aufgaben an die er denken muss. Wenn ich zum Beispiel auf der Arbeit bin kann ich nicht ständig an meine Warzen denken, mein Chef wird mir was erzählen wenn ich nicht bei der Sache bin. Meine Partnerin möchte, wenn wir abends zusammen fernsehen, sich mit mir unterhalten. Aber sicher nicht über Warzen.

Es geht darum, das Immunsystem unseres Körpers permanent auf unser Warzenproblem hinzuweisen. Und nicht nur das, wir müssen ihm auch mitteilen dass uns diese Warzen sehr stören und wir sie entfernt haben wollen. Wir benötigen negative Gedanken hierbei, keine positiven.

Warzen am den Füßen sind normalerweise, wenn wir mit Schuhen herumlaufen, für niemanden sichtbar. Sie können aber recht schmerzvoll sein, was nur wir selbst spüren.

Anders die Warzen an unseren Händen. Diese sind sowohl für uns, als auch oftmals für andere sichtbar. Sehr unangenehm. Schmerzhaft sind sie normalerweise nicht.

Es gibt mehrere Möglichkeiten unseren Körper auf die Warzen hinzuweisen:

Wir denken an sie und wünschen uns dabei dass sie verschwinden.

Wir schauen sie an, soweit das möglich ist. Meine Warzen hatte ich an Daumen, Zeige- und Mittelfinger der linken Hand, gut sichtbar.

Wir reizen die Warzen, so dass sie uns einen kleinen aber spürbaren Schmerz bereiten.

Die letzte der Möglichkeiten ist vielleicht die stärkste: Der Körper spürt wie die Warzen ihm Schmerzen bereiten, das gefällt ihm sicher nicht.

Ich habe das so gemacht dass ich öfters am Tag, bewusst oder unbewusst, auf meine Warzen geschaut habe. Dabei verspürte ich negative Gedanken und wünschte mir die Warzen schnellstens loszuwerden.

Dabei habe ich manchmal auch die Warzen besprochen, kein Zauberspruch, einfach »Geht weg, ich will euch nicht«!

Wer hierbei gerne »echte« Zaubersprüche verwenden möchte, sicher kein Problem. Hauptsache man beschäftigt sich geistig intensiv mit den Warzen und wünscht ihr baldiges Verschwinden auf Nimmerwiedersehen.

Dann habe ich, um meinem Wunsch Nachdruck zu verleihen, die Warzen gepiesackt. Beispiel: Mit dem Nagel des Zeigefingers habe ich einige Sekunden lang auf die Warzen am Daumen gedrückt, so dass ich einen kleinen Schmerz verspürt habe. Das ist nicht besonders angenehm, aber wenn es der Sache hilft. Das sollte man natürlich nur anwenden wenn man alleine ist und nicht in Gesellschaft.

Bei den Warzen an den Füßen ist das nicht so

einfach. Hier empfehle ich, öfters so zu laufen, dass man dabei Schmerzen durch die Warzen verspürt. Vielleicht sogar hin und wieder eine Cent-Münze unter die Warze kleben um das Schmerzgefühl zu verstärken. Alles für einen guten Zweck, dem Körper mitzuteilen: »Spürst du den Schmerz, da stimmt was nicht. Mach etwas dagegen«.

ZUSAMMENFASS UNG

◆ ◆ ◆

Das Besprechen von Warzen ist keinesfalls nur ein Aberglaube. Diese Methode zur Behandlung der Hautwucherungen kann definitiv zum Erfolg führen, wenn man vom Erfolg überzeugt ist.

Unsere Psyche lässt sich nachweislich von uns selbst beeinflussen, was zur Folge hat, dass das Immunsystem angekurbelt wird. Das passiert durch den Glauben an der Erfolg und den Placebo-Effekt.

Mit Hilfe von Autosuggestion und möglicherweise dem Zufügen geringer physischer Schmerzen aktivieren wir die Selbstheilungskräfte unseres Körpers. Durch unser zielgerichtetes Denken und

Handeln weisen wir auf die Warzen hin. Das Immunsystem erkennt das Problem und beginnt die Warzen zu bekämpfen.

Bei mir hat das geholfen, nachdem andere Mittel versagten.

Meine Empfehlung um keine Zeit zu verlieren: Fahren Sie zweigleisig!

Treten Warzen auf, versuchen Sie es zunächst mit den in Apotheken oder Drogerien erhältlichen Warzenentfernern und Tinkturen. Ihr Haus- oder Hautarzt ist Ihnen sicher bei der Auswahl gerne behilflich. Befolgen Sie unbedingt genau die Anweisungen zur Anwendung.

Gleichzeitig besprechen und behandeln Sie in der Zeit der Anwendung die Warzen mit den von mir erläuterten Methoden.

Doppelt hält besser!

Die Hauptsache ist doch, dass die Warzen schnell wieder weg sind.

Verschwinden die Warzen innerhalb von ca. 6 Wochen, waren die chemischen Mittel und / oder das Besprechen erfolgreich.

Was nun genau geholfen hat soll Ihnen doch egal

sein, Hauptsache es hat gewirkt.

Sind nach 6 Wochen die Warzen immer noch da, stellen sie die chemische Keule in die Ecke.

Verwenden Sie die von mir erläuterte Methode des »Besprechens«.

Eine Erfolgsgarantie kann ich nicht liefern, das ist doch klar. Mir hat diese Methode geholfen und ich hoffe sehr Ihnen auch.

Ich wünsche Ihnen alles Gute und viel Gesundheit!

Ihr

Rüdiger Hössel

DANKSAGUNG

◆ ◆ ◆

Vielen Dank für den Kauf des Buches. Ich hoffe sehr, dass es Ihren hohen Erwartungen entspricht und Ihnen der Inhalt gefällt.

Die Zufriedenheit der Leser steht bei mir im Mittelpunkt und ich würde mich freuen, wenn Sie mir Ihr Feedback zum Buch mitteilen würden.

Es wäre daher toll, wenn Sie sich kurz die Zeit nehmen würden, eine ehrliche Kundenrezension auf Amazon zu hinterlassen. Dadurch helfen Sie auch anderen Lesern auf Amazon eine bessere Kaufentscheidung zu treffen.

Und so geht's:

1. Loggen Sie sich in Ihrem Amazon Account ein

2. Navigieren Sie zu »Ihren Bestellungen«
3. Suchen Sie die Bestellung zu diesem Buch
4. Klick auf »Schreiben Sie eine Produktrezension«

Oder, noch einfacher, der nachfolgende QR-Code bringt Sie direkt zur Seite für Ihre Bewertung bei Amazon:

Vielen Dank!